EIN UMFASSENDES GERÄUCHERTE REZEPTE-LEITFADEN

50 SÜSSE, HERZHAFTE & RAUCHIGE REZEPTE

DUSTIN OLZMANN

in irgendeiner Form reproduziert oder erneut übertragen werden.

TABLE OF CONTENTS

EINFÜHRUNG

Wer sagt, dass Rauchen nur für den Sommer ist? Ich habe 16 Raucherrezepte, die Sie garantiert dazu bringen werden, einen Raucher zu kaufen, damit Sie das ganze Jahr über alle Arten von leckeren Speisen rauchen können!

Räuchern ist der Prozess des Aromatisierens, Kochens oder Konservierens von Lebensmitteln, indem sie dem Rauch von brennendem oder glimmendem Material, meistens Holz, ausgesetzt werden. Fleisch und Fisch sind die am häufigsten geräucherten Lebensmittel, aber auch Käse, Gemüse und Zutaten für die Herstellung von Getränken wie Whisky, Rauchbier und Lapsang Souchong-Tee werden geräuchert.

Geräucherte Lebensmittel sind Produkte jahrhundertealter traditioneller Konservierungsverfahren, die ihre Verbraucherlust aus der großzügigen Geschmacks- und Aromabeschichtung des bei der Holzverbrennung entstehenden Holzrauches beziehen und ihre Konservierung aus einer Kombination sich ergänzender Methoden beziehen.

Zu den Risiken, die mit geräucherten Lebensmitteln möglicherweise verbunden sind, gehört die Gefahr im Zusammenhang mit der widerrechtlichen Verwendung von chemisch konserviertem Holz. Geräucherte Lebensmittel sind für den Verbraucher vollkommen unbedenklich, sofern sie nach guter Herstellungspraxis aus frischen Rohstoffen hergestellt wurden, die frei von natürlichen Giftstoffen, chemischen Verunreinigungen, Krankheitserregern und Parasiten sind.

Hauptarten des Rauchens

- Kaltes Räuchern

- Warmes Rauchen

- Heißes Rauchen

- Flüssiger Rauch Rauchen

- Rauchrösten

GERÄUCHERTES FRÜHSTÜCK

1. Avocado gefüllt mit geräuchertem Fisch

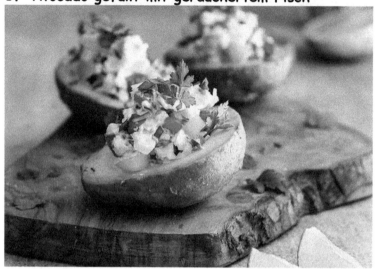

Ausbeute: 4 Portionen

Zutat

- 4 hartgekochte Eier
- $\frac{1}{4}$ Tasse Milch
- $\frac{1}{4}$ Tasse abgesiebter frischer Limettensaft
- $\frac{1}{4}$ Teelöffel Zucker
- $\frac{1}{2}$ Teelöffel Salz
- ⅓ Tasse Pflanzenöl
- 2 Esslöffel Olivenöl

- $\frac{1}{2}$ Pfund geräucherter Felchen

- 2 große reife Avocados

- 12 Streifen frische rote Paprika

1. In einer tiefen Schüssel das Eigelb und die Milch mit einem Löffel oder einer Essgabel zu einer glatten Paste zerdrücken. 1 EL Limettensaft, Zucker und Salz hinzufügen.

2. Dann das Pflanzenöl einrühren, einen Teelöffel oder so auf einmal; Stellen Sie sicher, dass jede Zugabe absorbiert wird, bevor Sie weitere hinzufügen. Fügen Sie das Olivenöl teelöffelweise hinzu und schlagen Sie ständig. Restlichen Limettensaft in die Sauce einrühren und abschmecken.

3. Den Fisch in eine Schüssel geben und mit einer Gabel fein hacken. Fügen Sie das gehackte Eiweiß und die Sauce hinzu und mischen Sie es vorsichtig, aber gründlich.

4. Die Fischmischung in die Avocadohälften löffeln

2. Speck & geräucherte Austern

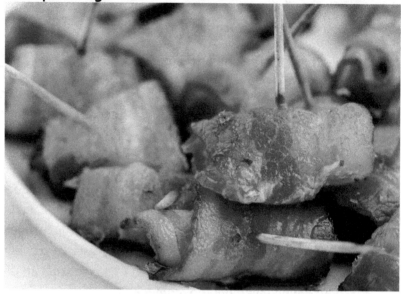

Ausbeute: 15 Portionen

Zutat

- 2 Dosen Geräucherte Austern
- $\frac{1}{4}$ Tasse leichtes Pflanzenöl
- $\frac{1}{2}$ Pfund Speckstreifen
- 40 runde Holzzahnstocher
- 3 Esslöffel Knoblauch, gehackt

1. Speckstreifen in Drittel schneiden.

2. Wickeln Sie eine Speckscheibe um jede Auster und stecken Sie einen Zahnstocher hinein, um sie an Ort und Stelle zu halten.

3. In einer mittelgroßen Pfanne Öl erhitzen und Knoblauch hinzufügen.

4. Kochen Sie eingewickelte Austern in Öl, bis der Speck knusprig ist.

5. Aus der Pfanne nehmen und zum Abtropfen auf einem Papiertuch abtropfen lassen.

3. Gebackene Eier mit Räucherlachs

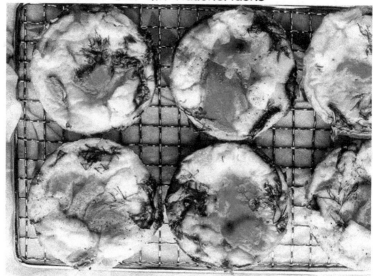

Ausbeute: 2 Portionen

Zutat

- 2 Esslöffel Butter

- 3 Esslöffel weiche Semmelbrösel

- 2 Eier

- 1 Knoblauchzehe; gehackt

- 2 Unzen Frischkäse

- 2 Unzen geräucherter Lachs; geschnitten

- 2 Unzen Scharfer Cheddar-Käse; gerieben

- 1 Tomate; dick geschnitten

1. Butteraufläufe. Drücken Sie 2 bis 3 TL. Semmelbrösel auf Boden und Seiten von jedem. Restliche Krümel mit 1 T. Butter vermischen, aufbewahren. Brechen Sie ein Ei in jedes Gericht. Knoblauch mit Frischkäse zerdrücken und vorsichtig auf die Eier legen. Fügen Sie Räucherlachs hinzu und falten Sie lange Streifen nach Bedarf.

2. Den Lachs mit geriebenem Cheddar bestreuen. Auf jedes Gericht 1 fette Tomatenscheibe (von der Mitte der Tomate) legen (den Rest für den Verkauf würfeln). Die Hälfte der Semmelbrösel über jedes Gericht bröseln und im Ofen 350 8 bis 15 Minuten backen (je nachdem, wie Sie Ihre Eier genießen), dann 2 bis 3 Minuten grillen, bis die Oberseiten gebräunt und leicht knusprig sind. Sofort servieren.

4. Kartoffelchips mit Räucherlachs

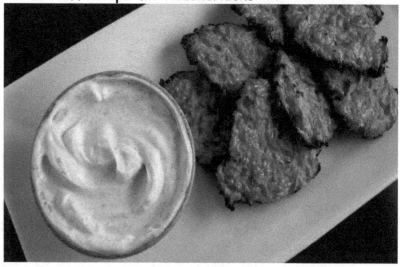

Ausbeute: 50 Portionen

Zutat

- 2 lg rostrote Kartoffeln

- Olivenöl

- 14 Unzen Räucherlachs – in Scheiben geschnitten

- 6 Unzen Joghurtkäse

- 1 TL fein abgeriebene Zitronenschale

- 2 TB gehackter Schnittlauch

- 2 TB frisch geschnittener Dill

- Salz und frisch gemahlen: schwarzer Pfeffer

- Dillzweige und Schnittlauch zum : Garnieren

1. Backofen auf 375 Grad vorheizen. 2 große Backbleche mit Backpapier auslegen. Mit einer Mandoline oder einem anderen manuellen Schneidegerät Kartoffeln in $\frac{1}{8}$-Zoll-Scheiben schneiden. Die Scheiben auf einer mit Backpapier ausgelegten Pfanne anrichten und mit Öl bestreichen. Kartoffeln mit Salz und Pfeffer bestreuen. Backen Sie die Kartoffeln in der Mitte des Ofens, bis sie goldbraun sind, 15 ~ 20 Minuten, und übertragen Sie die Scheiben sofort mit einem Spatel auf einen Rost, um sie vollständig abzukühlen. Lachs putzen und in etwa 1 x 3-Zoll-Scheiben oder 50 unregelmäßig geformte Stücke schneiden.

2. Joghurt-Käse mit Zitronenschale, Schnittlauch und Dill verrühren. Auf jeden Kartoffelchip 1 Teelöffel Joghurt-Käse und 1 Scheibe Räucherlachs geben. Mit Dill garnieren, Teller mit ganzem Schnittlauch garnieren.

5. Pochiertes Ei & Räucherlachs

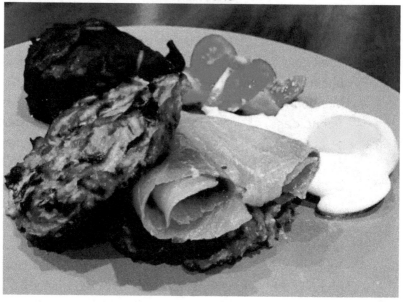

Ausbeute: 4 Portionen

Zutat

- ½ Tasse Sauerrahm

- 3 Esslöffel geschnittener Schnittlauch

- 2 Esslöffel Weißwein

- Salz; schmecken

- frisch gemahlener schwarzer Pfeffer; schmecken

- 4 große Eier

- 4 große frisch gebackene Kartoffeln

- 4 Unzen geräucherter Lachs; julienned

- 1 geschnittener Schnittlauch

- 1 fein gewürfelter roter Zwiebelkaviar

1. In einer kleinen Schüssel Sauerrahm, Schnittlauch und Weißwein mischen; mit Salz und Pfeffer abschmecken. Beiseite legen. In einem flachen Topf oder einer Pfanne 5 cm kaltes Wasser und Essig bei mittlerer Hitze zum Kochen bringen. Hitze reduzieren, bis das Wasser leicht köchelt. Brechen Sie die Eier nacheinander in eine Auflaufförmchen oder Kaffeetasse. Halten Sie die Auflaufförmchen so nah wie möglich an das Wasser und geben Sie das Ei vorsichtig ins Wasser. Eier pochieren 3 Minuten für sehr weich gekocht, 5 Minuten für mittelweich.

2. Mit einem Schaumlöffel die Eier ausschöpfen. Bei Bedarf mit Papiertüchern vorsichtig trocken tupfen. Die Ofenkartoffeln oben aufschneiden und ausdrücken. Mit den Eiern belegen und die Lachsstreifen kreuz und quer darüber legen. Mit einer Spritzflasche oder einem Teelöffel Sauerrahmsauce über den Lachs und um die Kartoffeln träufeln.

3. Mit Schnittlauch, Zwiebel und Kaviar dekorativ garnieren und sofort servieren.

6. Tschechische eingelegte Hot Dogs

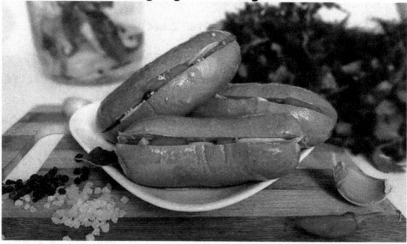

- 5 Pimentbeeren

- 2 große getrocknete Lorbeerblätter

- 1 große Knoblauchzehe, zerdrückt

- 1 Esslöffel schwarze Pfefferkörner

- 1 Teelöffel rote Paprikaflocken

- 1 Pfund hochwertige Hot Dogs

- 1 kleine gelbe Zwiebel

- $\frac{3}{4}$ Tasse destillierter weißer Essig

- $\frac{1}{2}$ Tasse Wasser

- 5 Teelöffel Zucker

- 2 Teelöffel koscheres Salz

1. Geben Sie Piment, Lorbeerblätter, Knoblauch, Pfefferkörner und Pfefferflocken in ein Einmachglas.

2. Nehmen Sie die Hot Dogs aus der Verpackung und tupfen Sie sie trocken. Schneiden Sie sie in zwei Hälften. Machen Sie vorsichtig einen Schlitz in Längsrichtung von der Mitte jedes Hot Dogs, und achten Sie darauf, dass Sie nicht ganz durchschneiden. Sie möchten den Hund aufschlitzen und wie ein Hot-Dog-Brötchen öffnen, wobei die Spitzen intakt bleiben.

3. Füllen Sie die Hot Dogs mit der rohen Zwiebel und achten Sie darauf, nicht so viele Zwiebeln zu verwenden, dass sie sich in zwei Hälften teilen. Packen Sie die ausgestopften Hunde so fest wie möglich in das Glas. Wenn noch Zwiebeln übrig sind, packen Sie diese auf die Hot Dogs.

4. Kombinieren Sie Essig, Wasser, Zucker und Salz in einem kleinen Topf bei starker Hitze unter Rühren, um den Zucker und das Salz aufzulösen. Sobald die Salzlake kocht, vom Herd nehmen und über die Hot Dogs gießen, um sie vollständig zu bedecken. Decken Sie das Glas ab und lassen Sie es vollständig abkühlen, bevor Sie es in den Kühlschrank stellen. Während die Hot Dogs jederzeit sicher gegessen werden können, brauchen die Aromen 2 Wochen, um zusammenzukommen.

7. Speck-Zwiebel-Aufstrich

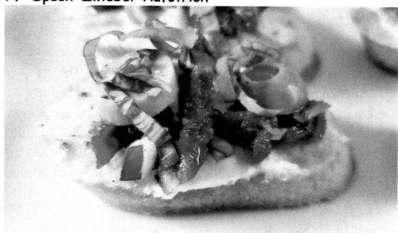

- 2 Pfund Pflaumentomaten

- 1 mittelgroße gelbe Zwiebel

- 2 Esslöffel neutrales Öl

- $1\frac{1}{2}$ Teelöffel koscheres Salz

- 9 Unzen Speck

- 2 Teelöffel brauner Zucker

- 1 Teelöffel getrockneter Thymian

- $\frac{1}{2}$ Teelöffel frisch gemahlener schwarzer Pfeffer

- 2 Teelöffel Apfelessig

1. Die Tomaten und Zwiebeln auf einem großen Backblech mit Rand anrichten, dann mit dem Öl und einem Teelöffel Salz vermischen. Verteilen Sie alles in einer einzigen Schicht mit den Tomaten mit

der Schnittseite nach oben. $1\frac{1}{2}$ bis 2 Stunden rösten.

2. Kombinieren Sie die Tomaten, Zwiebeln, Speck und alle Säfte vom Backblech in einer Küchenmaschine. Puls zum Mischen.

3. Fügen Sie Zucker, Thymian, Pfeffer, Essig und den restlichen $\frac{3}{4}$ Teelöffel Salz hinzu. Verarbeiten, um sich vollständig zu kombinieren, wobei die Mischung streichfähig, aber ein wenig stückig bleibt.

8. Konserviertes Eigelb

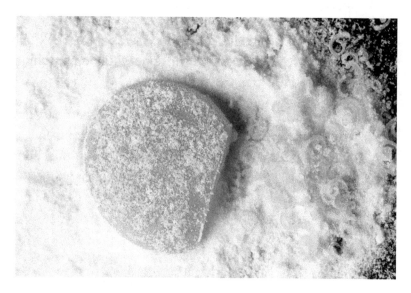

- 1½ Tassen Zucker

- 1½ Tassen koscheres Salz

- 8 Eier

1. Kombinieren Sie 1 Tasse Zucker und 1 Tasse Salz auf dem Boden einer quadratischen 8-Zoll-Pfanne oder eines Behälters, der groß genug ist, um acht Eigelb aufzunehmen, ohne sie zu berühren.

2. Mit der Rückseite eines Suppenlöffels acht gleichmäßig verteilte Vertiefungen in die Salz-Zucker-Kur formen. Graben Sie nicht zu tief; Sie möchten, dass jeder Teil des Bodens des Eigelbs Zucker und Salz berührt.

3. In einer separaten Schüssel ein Ei trennen. Das Eigelb vorsichtig in eine der Vertiefungen geben

und das Eiweiß für eine weitere Verwendung aufbewahren. Folgen Sie dem Beispiel mit den restlichen Eiern, eines nach dem anderen. Es ist in Ordnung, wenn Sie versehentlich ein Eigelb zerbrechen, aber es ist am besten, es intakt zu halten.

4. Gießen Sie die restlichen $\frac{1}{2}$ Tasse Zucker und $\frac{1}{2}$ Tasse Salz vorsichtig auf das Eigelb, um kleine Hügel zu bilden. Stellen Sie sicher, dass das Eigelb vollständig bedeckt ist.

5. Decken Sie die Schüssel oder den Behälter mit einem dichten Deckel oder einer Plastikfolie ab. Vorsichtig in den Kühlschrank stellen und das Eigelb 4 Tage ruhen lassen.

6. Einen Rost auf ein Backblech legen. Legen Sie das Eigelb auf den Rost und schieben Sie die Pfanne in den Ofen. Lassen Sie sie trocknen und beenden Sie die Aushärtung für 35 Minuten. Ihr Eigelb ist jetzt gebrauchsfertig.

9. Gesalzene Eier

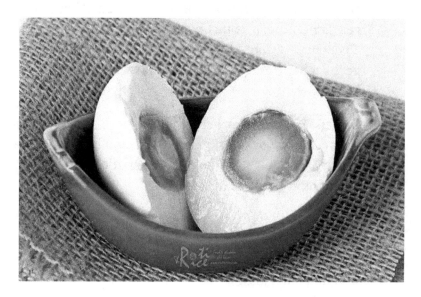

- 6 Eier

- $\frac{3}{4}$ Tasse koscheres Salz 3 Tassen Wasser

1. Stellen Sie einen 3-Liter-Behälter (oder größer) mit Deckel auf eine stabile Oberfläche an einem kühlen, abgelegenen Ort ohne direkte Sonneneinstrahlung. Legen Sie die ganzen Eier vorsichtig in den Behälter und achten Sie darauf, dass sie beim Gehen nicht zerbrechen.

2. Kombinieren Sie Salz und Wasser in einem Krug und rühren Sie um, bis Sie eine trübe Salzlake haben. Gießen Sie die Salzlake vorsichtig über die Eier, um sie vollständig zu bedecken.

3. Lassen Sie die Eier mindestens 5 Wochen in der Salzlake ruhen. Nach 12 Wochen sind sie zu salzig, um

sie zu genießen. Es wird keine visuelle Veränderung in den Eiern geben.

4. Um die Eier zu kochen, stellen Sie einen kleinen Topf auf den Herd. Die Eier vorsichtig aus der Salzlake nehmen und vorsichtig auf den Boden des Topfes legen of

Gießen Sie einen Krug mit frischem Wasser über die Eier, um sie vollständig zu bedecken. Decken Sie den Topf ab und kochen Sie bei starker Hitze, bis das Wasser schnell kocht. Schalten Sie die Hitze aus, halten Sie den Topf bedeckt und stellen Sie einen Timer auf 6 Minuten.

Wenn die Zeit abgelaufen ist, gießen Sie die Eier sofort ab und lassen Sie sie dann unter kaltes Wasser laufen, bis sie abgekühlt genug sind, um sie zu handhaben. Sofort verwenden oder bis zu 1 Woche im Kühlschrank aufbewahren.

5. Zum Servieren ein Ei vorsichtig rollen, um die Schale überall zu knacken. Das Ei schälen. Das Weiß wird fest, aber weich, und das Eigelb wird sehr fest und hell. Die Eier im Ganzen essen, der Länge nach halbieren oder hacken.

10. Leicht rauchige Sojasauce Eier

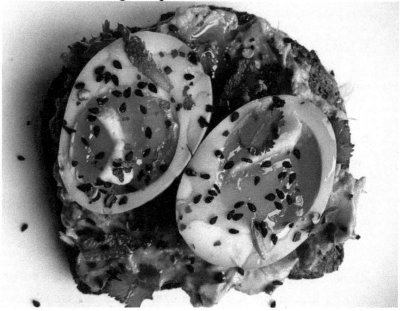

- 6 Eier

- 1½ Tassen Wasser

- 1 Tasse Sojasauce

- 2 Esslöffel Reisessig

- 2 Esslöffel Zucker

- 4 Teelöffel Lapsang Souchong Tee, im Teebeutel oder Teeball zum einfachen Herausnehmen

1. Legen Sie die Eier vorsichtig in einer einzigen Schicht in einen mittelgroßen Topf und bedecken Sie sie mit 5 cm Wasser. Decken Sie den Topf ab und kochen Sie bei starker Hitze, bis das Wasser schnell kocht. Schalten Sie die Hitze aus, halten Sie den Topf bedeckt und

stellen Sie einen Timer auf 6 Minuten. Wenn die Zeit abgelaufen ist, gießen Sie die Eier sofort ab und lassen Sie sie dann unter kaltes Wasser laufen, bis sie abgekühlt genug sind, um sie zu handhaben.

2. Stellen Sie den Topf wieder auf den Herd und fügen Sie Wasser, Sojasauce, Essig, Zucker und Tee hinzu. Bringen Sie diese Salzlösung zum Kochen und rühren Sie um, um den Zucker aufzulösen. Schalten Sie die Hitze aus und decken Sie die Sole ab, um sie warm zu halten.

3. In der Zwischenzeit die Eierschalen aufschlagen, um ein marmoriertes Ei zu erhalten, oder sie vollständig schälen, um ein glattes Aussehen und mehr Sojasaucengeschmack zu erhalten. Um eine Eierschale zu knacken, klopfen Sie vorsichtig mit der Ober- und Unterseite gegen die Arbeitsplatte und rollen Sie sie dann an der Seite entlang. Wenn Sie die Eier vollständig schälen, beginnen Sie für beste Ergebnisse, die Eier von der großen, runden Oberseite zu schälen, wo Sie eine kleine Tasche unter der Schale bemerken werden.

4. Legen Sie die gebrochenen oder geschälten Eier in ein $1\frac{1}{2}$-Liter-Einmachglas. Entsorgen Sie den Tee und gießen Sie die Salzlake über die Eier, um sie vollständig einzutauchen. Wenn die Eier schwimmen, beschwere sie mit einem kleinen Druckverschlussbeutel voller Wasser.

5. Decken Sie die Eier ab und kühlen Sie sie mindestens 6 Stunden lang, damit sie den Geschmack der Salzlake annehmen.

11. Curry eingelegte Eier

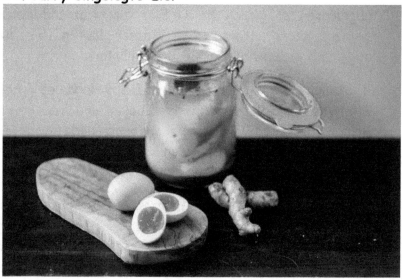

- 6 Eier

- 2 Esslöffel Kreuzkümmelsamen

- 2 Teelöffel gemahlener Koriander

- 1½ Tassen Wasser

- 1 Tasse Apfelessig

- 3 Knoblauchzehen, zerdrückt und geschält

- 3 dünne Scheiben frischer Ingwer

- 2 Teelöffel gemahlene Kurkuma

- 2 Teelöffel schwarze Pfefferkörner

- 2 Teelöffel koscheres Salz

1. Legen Sie die Eier vorsichtig in einer einzigen Schicht in einen mittelgroßen Topf und bedecken Sie sie mit 5 cm Wasser. Decken Sie den Topf ab und kochen Sie bei starker Hitze, bis das Wasser schnell kocht. Schalten Sie die Hitze aus, halten Sie den Topf bedeckt und stellen Sie einen Timer auf 6 Minuten.

2. Kreuzkümmel und Koriander zugeben und bei mittlerer Hitze unter häufigem Rühren rösten, bis sie duften, ca. $2\frac{1}{2}$ Minuten. Fügen Sie sofort die $1\frac{1}{2}$ Tassen Wasser hinzu, um das Kochen zu stoppen, dann fügen Sie Essig, Knoblauch, Ingwer, Kurkuma, Pfefferkörner und Salz hinzu. Erhöhe die Hitze und koche die Salzlake.

3. Knacke in der Zwischenzeit eine Eierschale, indem du sie oben und unten sanft gegen die Arbeitsplatte klopfst, und rolle sie dann an der Seite entlang.

4. Legen Sie die geschälten Eier in ein $1\frac{1}{2}$-Liter-Einmachglas. Gießen Sie die Salzlake (einschließlich ihrer Feststoffe) über die Eier, um sie in die Salzlake zu tauchen.

5. Decken Sie die Eier ab und kühlen Sie sie für mindestens 4 Tage, damit sie den Geschmack der Salzlake annehmen.

12. Rote Bete eingelegte Eier

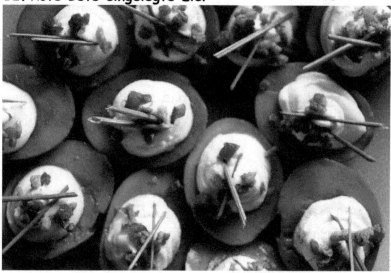

- 6 Eier

- 1 ganz kleine Rote Bete, geschält und geviertelt

- 1 Knoblauchzehe, zerdrückt und geschält

- 2 Teelöffel Zucker

- 2 Teelöffel koscheres Salz

- 1 Teelöffel schwarze Pfefferkörner

- $\frac{1}{2}$ Teelöffel Selleriesamen

- $\frac{1}{2}$ Teelöffel Dillsamen

- $\frac{1}{4}$ Teelöffel rote Paprikaflocken (optional)

- 2 ganze Nelken

- 1 kleines Lorbeerblatt

- $1\frac{1}{2}$ Tassen Wasser

- $\frac{3}{4}$ Tasse Apfelessig

1. Legen Sie die Eier vorsichtig in einer einzigen Schicht in einen mittelgroßen Topf und bedecken Sie sie mit 5 cm Wasser. Decken Sie den Topf ab und kochen Sie bei starker Hitze, bis das Wasser schnell kocht. Schalten Sie die Hitze aus, halten Sie den Topf bedeckt und stellen Sie einen Timer auf 6 Minuten.

2. Rüben, Knoblauch, Zucker, Salz, Pfefferkörner, Selleriesamen, Dillsamen, Pfefferflocken, Nelken, Lorbeerblatt, Wasser und Essig im Topf bei starker Hitze mischen. Bringen Sie diese Salzlösung zum Kochen und rühren Sie, um den Zucker und das Salz aufzulösen.

3. Knacke in der Zwischenzeit eine Eierschale, indem du mit der Ober- und Unterseite sanft gegen die Arbeitsplatte klopfst und sie dann an der Seite entlang rollst.

4. Legen Sie die geschälten Eier in ein $1\frac{1}{2}$-Liter-Einmachglas. Gießen Sie die warme Sole über die Eier

13. Maismuffins mit geräuchertem Truthahn

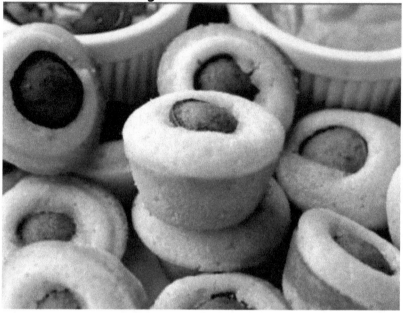

Ausbeute: 36 Portionen

Zutat

- 1½ Tasse gelbes Maismehl

- 1 Tasse Mehl, gesiebt Allzweck

- ⅓ eine Tasse Zucker

- 1 Esslöffel Backpulver

- 1 Teelöffel Salz

- 1½ Tasse Milch

- ¾ Tasse Butter, geschmolzen, abgekühlt

- 2 Eier, leicht geschlagen

- $\frac{1}{2}$ Pfund geräucherte Putenbrust, in dünne Scheiben geschnitten

- $\frac{1}{2}$ Tasse Cranberry-Relish oder Honig-Senf

1. Backofen auf 400 Grad vorheizen. Mini-Muffinförmchen einfetten. Maismehl, Mehl, Zucker, Backpulver und Salz in einer großen Schüssel vermischen. Milch, Butter und Eier in einer mittelgroßen Schüssel vermischen. Milchmischung in die Maismehlmischung einrühren, bis sie gerade feucht ist. Teig in Mini-Muffinförmchen füllen. Backen, bis sie goldbraun sind, 14-16 Minuten. Auf einem Kuchengitter fünf Minuten abkühlen lassen. Aus den Pfannen nehmen und vollständig abkühlen lassen.

2. Zum Servieren eine kleine Portion geräucherten Truthahn auf einen in Scheiben geschnittenen Muffin geben, der mit Cranberry-Relish oder Honig-Senf bestrichen wurde.

14. Geräucherter Lachs mit Kartoffelpuffer

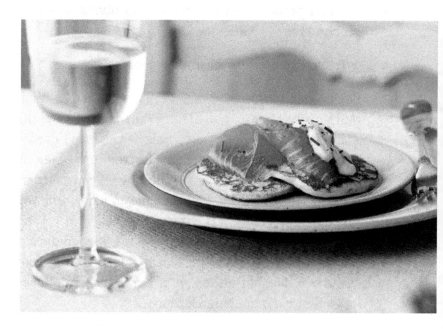

Ausbeute: 2 Portionen

Zutat

- 150 Gramm Kartoffelpüree

- 15 Milliliter Weißmehl

- 30 Milliliter Milch

- 2 Eier, geschlagen

- Salz und frisch gemahlener schwarzer Pfeffer

- 1 Salatzwiebel; fein gehackt

- 100 Gramm geräucherter Lachsstreifen

- 1 EL Olivenöl

- 225 Gramm Leicht geräuchertes Lachsfilet

- 2 Eier, pochiert

1. Kartoffel, Mehl, Milch, Eier und Gewürze zu einem glatten Teig verrühren.

2. Zwiebel- und Lachsreste unterrühren.

3. Eine Bratpfanne erhitzen, etwas Öl hinzufügen und einen großen Löffel der Mischung hineingeben. Aus der Mischung sollten etwa 6-8 Pfannkuchen mit jeweils 8 cm Durchmesser entstehen. Auf jeder Seite 1-2 Minuten bei mittlerer Hitze goldbraun backen. Beiseite stellen und warm halten. Olivenöl in einer Pfanne erhitzen , die Scheiben des leicht geräucherten Lachsfilets dazugeben und auf jeder Seite 1 Minute braten.

JOGHURT & KÄSE

15. Einfacher Weißkäse

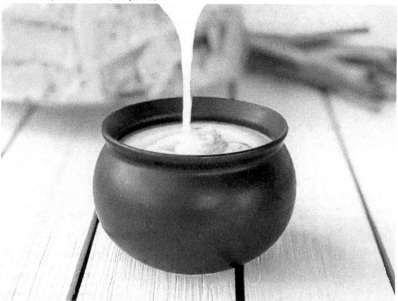

- 1 Gallone Vollmilch

- $\frac{1}{2}$ Tasse Apfelessig oder Zitronensaft

- 2 Teelöffel koscheres Salz

- 1-2 Teelöffel getrocknete Kräuter

1. Milch bei mittlerer bis hoher Hitze erhitzen, dabei häufig umrühren, um ein Anbrennen zu vermeiden. Den Essig langsam in den Topf geben und dann leicht umrühren.

2. Ein feinmaschiges Sieb mit einem Käsetuch auslegen und über eine Schüssel stellen. Den Quark vorsichtig in das mit Stoff ausgelegte Sieb

schöpfen. Lassen Sie die Molke in die Schüssel abtropfen, bis das Tropfen aufhört.

3. Den Quark vorsichtig mit dem Salz und den Kräutern in einer mittelgroßen Schüssel vermischen, dann zurück in das Sieb gießen und wieder gründlich abtropfen lassen.

16. Gebackener Räucherlachs & Feta-Käse

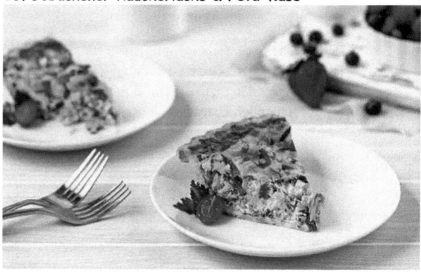

Ausbeute: 2 Portionen

Zutat

- 3 Unzen geräucherter Lachs, gewürfelt

- 6 Unzen Frischkäse, weich

- 3 Unzen Feta-Käse

- 1 Ei, leicht geschlagen

- 1 Teelöffel Kapern

- 2 Esslöffel fein gehackte Petersilie

- 4 Frühlingszwiebeln, belegt, gewürfelt

- 1 Esslöffel Mohn

1. Sie benötigen außerdem 1 gefrorenes Teigblatt, das in ein 3 "X 8" großes Rechteck geschnitten ist, und etwas geschmolzene Butter. Backofen auf 375 Grad vorheizen. In einer mittelgroßen Schüssel Lachs, Frischkäse, Feta-Käse, Ei, Kapern, Petersilie und Frühlingszwiebeln von Hand mischen. Rollen Sie das Teigblatt aus, um seine Größe zu verdoppeln.

2. Großzügig mit zerlassener Butter bestreichen. Die Lachsmischung auf dem Blech verteilen. Aufrollen, Jelly-Roll-Stil, die Enden zum Verschließen einklappen. Die Oberseite der Rolle mit zerlassener Butter bestreichen und mit Mohn bestreuen. Machen Sie $\frac{1}{2}$ Zoll tiefe diagonale Schnitte über die Rolle, damit der Dampf entweichen kann. Die Rolle 20 bis 30 Minuten backen oder bis sie goldbraun ist. Warm servieren.

17. Tschechischer eingelegter Käse

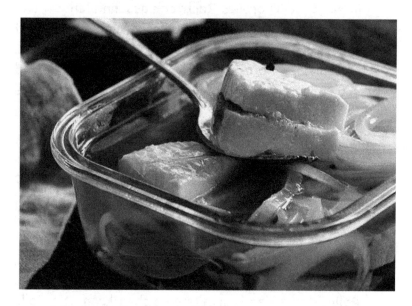

- 1 kleine gelbe Zwiebel

- 1 Esslöffel neutrales Speiseöl

- 1½ Teelöffel koscheres Salz

- 3 Knoblauchzehen, in dünne Scheiben geschnitten

- 8 Unzen Camembert- oder Brie-Käse

- 2 Teelöffel geräucherter Paprika

- 10 Wacholderbeeren

- 2 getrocknete Lorbeerblätter

- 1 Esslöffel schwarze Pfefferkörner

- Etwa 7 frische Thymianzweige

- 1-1½ Tassen natives Olivenöl extra

1. Fügen Sie die Zwiebel und das Salz zum Öl hinzu und braten Sie die Zwiebel 4 bis 6 Minuten an, bis sie überall bräunlich ist. Fügen Sie den Knoblauch hinzu und kochen Sie ihn unter häufigem Rühren.

2. Den Käselaib mit einem scharfen Messer in acht Keile schneiden. Heben Sie die oberste Schicht eines Keils an und verwenden Sie einen Löffel, um den Paprika zwischen die Käseschichten zu streuen, dann löffeln Sie 2 bis 3 Teelöffel der Zwiebeln hinein.

3. Die Wacholderbeeren, Lorbeerblätter und Pfefferkörner in ein Quartglas geben. Drücken Sie die Thymianzweige flach gegen den Rand des Glases. Stapeln Sie den gefüllten Käse in das Glas und drücken Sie ihn leicht an, um eine dichte Packung zu erhalten. Wenn noch Zwiebeln übrig sind, verwenden Sie diese, um den Käse zu bedecken. Gießen Sie das Olivenöl über die Feststoffe im Glas, um sie vollständig zu bedecken.

4. Bedecken Sie das Glas fest und kühlen Sie es. Warten Sie 2 Wochen, bevor Sie es essen, damit sich die Aromen optimal entfalten.

18. Konservierter Kräuterfeta

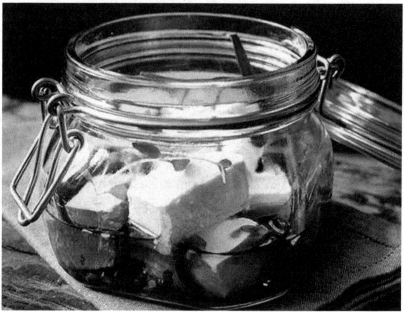

- 1 große Knoblauchzehe, leicht zerdrückt

- ¼ Teelöffel französischer gemahlener roter Chili

- 7 frische Thymianstiele

- ½ frischer Rosmarinzweig

- 8 Unzen Feta-Käse, in 1-Zoll-Würfel geschnitten

- ¼ Tasse Rotweinessig

- 1 Tasse natives Olivenöl extra

1. Gib den Knoblauch und den Chile-Pfeffer auf den Boden eines Pint-Glases. Thymian und Rosmarin an den Rand des Glases stecken.

2. Packen Sie den Käse in das Glas, aber versuchen Sie, die Würfel nicht zu zerdrücken. Gießen Sie den Essig über den Käse und gießen Sie dann so viel Öl hinein, dass der Käse vollständig bedeckt ist. Schwenken Sie das Glas vorsichtig, um Luftblasen freizusetzen und die Aromen zu mischen.

3. Bedecken Sie das Glas fest und lassen Sie es vor dem Servieren mindestens 2 Tage im Kühlschrank ruhen. Schwenken Sie es einmal täglich, um die Aromen zu verteilen. Je länger er ruht, desto aromatischer wird der Käse.

19. Joghurt

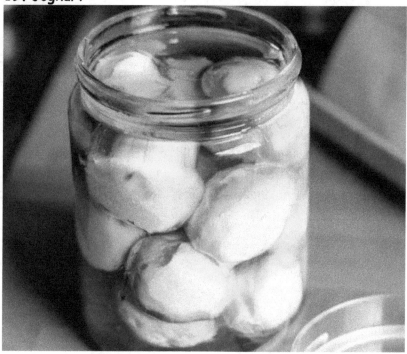

- 1 Liter Vollmilch

- Joghurt-Starter

- Eiswürfel oder gefrorene Kühlakkus

1. Gießen Sie die Milch in ein Quart-Einmachglas. Legen Sie den Boden eines Schmortopfs mit einem Konservenständer, einem Silikon-Untersetzer oder einem gefalteten Küchentuch aus und stellen Sie das Glas darauf. Füllen Sie den Topf um das Glas herum so hoch wie möglich mit Wasser und lassen Sie Platz, damit das Wasser kocht, ohne in die Milch zu verschütten.

2. Stellen Sie den Topf auf hohe Hitze und erwärmen Sie die Milch, bis sie 82 ° C erreicht hat.

3. Schalten Sie die Hitze aus und nehmen Sie das Glas mit der erhitzten Milch vorsichtig aus dem Topf. Legen Sie es in die Mitte einer Metallschüssel und gießen Sie langsam kaltes Leitungswasser um das Glas, um es abzukühlen. Rühren Sie die Milch häufig um, damit sie abkühlen kann. Fügen Sie Eiswürfel oder Eispackungen hinzu, um das Wasser um das Glas herum zu kühlen, und rühren Sie weiter. Lassen Sie die Milch auf 115°F (46°C) abkühlen. Sobald es abgekühlt ist, fügen Sie den Joghurtstarter hinzu.

4. Der Joghurt ist jetzt verzehrfertig, aber die meisten Leute ziehen es vor, ihn zuerst zu kühlen. Ihr fertiger Joghurt wird glatt sein, mit einer kleinen Menge flüssiger Molke, die oben schwimmt; entweder trinken oder einfach in den Joghurt rühren.

20. Getrocknete Joghurtbomben

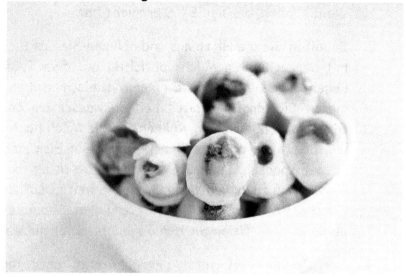

- 4 Tassen griechischer Vollmilchjoghurt

- ¼ Tasse Puderzucker (optional)

1. Ein feinmaschiges Sieb mit einem sauberen, dünnen Baumwoll-Küchentuch auslegen und das Sieb über eine große Schüssel legen. Gießen Sie den Joghurt in das ausgekleidete Sieb. Der Joghurt fängt nicht sofort an zu tropfen. Lassen Sie es 12 Stunden ruhen, um so viel flüssige Molke wie möglich zu extrahieren. Bei Raumtemperatur nimmt der Joghurt einen eher würzigen Geschmack an; Wenn dies nicht Ihre Präferenz ist, stellen Sie es in den Kühlschrank. Der Joghurt wird sehr dick, etwa von der Konsistenz von Frischkäse.

2. Geben Sie den Zucker des Puderzuckers, falls verwendet, in eine flache Schüssel. 2 EL Joghurt mit feuchten Händen zu einer Kugel rollen. Rollen Sie die

Kugel im Zucker und legen Sie sie dann auf das Fruchtledertablett eines Dörrautomaten. Mit dem restlichen Joghurt wiederholen.

3. Trocknen Sie die Kugeln bei 57 °C für 8 Stunden oder bis sie ziemlich fest sind. Die Kugeln auf den Kopf stellen und weitere 2 bis 3 Stunden trocknen, bis sie rundum fest sind.

21. Gefrorene Walnuss-Joghurt Pops

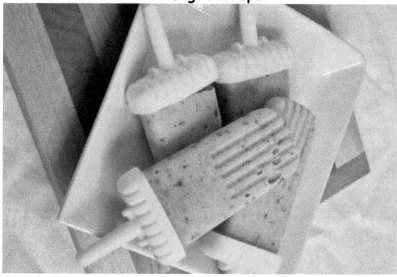

- ½ runde Tasse Walnüsse

- 2 Tassen Joghurt nach griechischer Art

- ½ Tasse Honig

- 3 Esslöffel reiner Ahornsirup

- 1 Teelöffel reiner Vanilleextrakt

- Ice-Pop-Formen oder 2-Unzen-Pappbecher

- Eis-Pop-Sticks

1. Die Nüsse sehr fein hacken (sie sollten etwa die Größe von Reiskörnern haben). Kombinieren Sie die gehackten Walnüsse, Joghurt, Honig, Ahornsirup und Vanille in einer mittelgroßen Schüssel. Gießen Sie die Mischung vorsichtig in sechs 2-Unzen-Eis-Pop-Formen (oder Pappbecher mit Plastikfolie). Legen Sie einen Eis-

Pop-Stick in die Mitte jedes Pops. Etwa 5 Stunden einfrieren, oder bis sie fest sind. 2. Um die Pops zu entformen, rollen Sie jede Popform 30 bis 45 Sekunden lang unter fließendem heißem Wasser und ziehen Sie dann vorsichtig am Stick. Wenn Sie zu stark ziehen, ziehen Sie den Stock heraus! Oder entferne die Pappbecher und ziehe die Plastikfolie ab.

22. Bananen-Joghurt-Pappadams

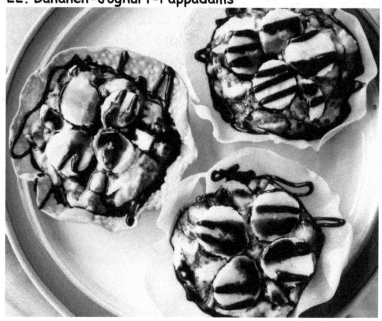

- 2 Tassen Joghurt nach griechischer Art

- 1 Pfund Bananen (3 große oder 4 kleine)

- 2 Esslöffel Honig

- 1 Esslöffel Bourbon

- $\frac{1}{4}$ Teelöffel koscheres Salz

- 3 Esslöffel Chiasamen $\frac{1}{4}$ Tasse ungesüßte Kokosraspeln

1. Kombinieren Sie Joghurt, Bananen, Honig, Bourbon und Salz in einem Mixer. (Tipp: Geben Sie den Joghurt zum leichteren Mixen zuerst in den Mixer).

2. Den Backofen auf 75 °C (170 °F) vorheizen.

3. Zwei Backbleche mit Pergamentpapier auslegen. Verteilen Sie das Joghurtpüree auf die mit Backpapier ausgelegten Backbleche und verteilen Sie die Mischung mit einem versetzten Spatel oder Gummispatel sehr dünn ($\frac{1}{8}$ bis $\frac{1}{4}$ Zoll dick). Der Joghurt sollte fast das gesamte Blatt bedecken, aber in der Mitte etwas dünner und an den Rändern etwas dicker sein. Das Püree gleichmäßig mit den Chiasamen und dann der Kokosnuss bestreuen.

4. Legen Sie die Backbleche in den Ofen und trocknen Sie das Papadam 4 bis 5 Stunden lang, bis es überall klebrig und fest ist. Die Frucht sollte klebrig, aber nicht ganz nass sein; die Mitte ist normalerweise der letzte Teil, der trocknet. Nehmen Sie die Pfanne aus dem Ofen und schälen Sie die Früchte vorsichtig vom Pergamentpapier, indem Sie sie zuerst von den Rändern, dann von der Mitte lösen. Drehen Sie es auf dem Backblech um und stellen Sie es dann 30 Minuten länger in den Ofen. Verwenden Sie einen Pizzaschneider, um es in Stücke zu schneiden.

GERÄUCHERTE DESSERTS

23. Basilikum-geräucherte Garnelen & Jakobsmuschel-Kebabs

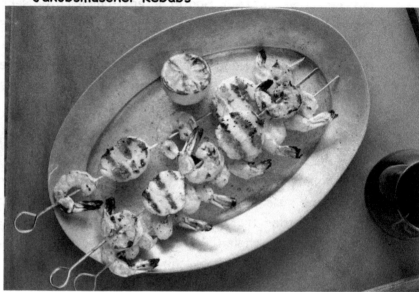

Ausbeute: 4 Portionen

Zutat

- ½ Tasse Apfelholzchips

- ½ Pfund große Garnelen

- ½ Pfund Jakobsmuscheln

- 1 Tasse gehacktes frisches Basilikum

1. Die Apfelholzchips 1 Stunde in Wasser einweichen.

2. Weichen Sie vier 6-Zoll-Amboo-Spieße 15 Minuten lang in Wasser ein. Garnelen und Jakobsmuscheln abwechselnd auf jeden Spieß stecken.

3. Einen Wok oder eine Bratpfanne mit geradem Rand mit doppelter Stärke Alufolie auslegen. Die Apfelholzchips abtropfen lassen und mit dem Basilikum im Boden vermischen. Setzen Sie einen niedrigen Rost ein, der die Spieße angehoben hält, aber noch eine Abdeckung hineinpassen lässt.

4. Die Spieße über den Rost legen und die Pfanne abdecken. Wenn Sie einen Wok verwenden, legen Sie 2 nasse Handtücher um die Abdeckung; für eine Bratpfanne ein nasses Tuch über den Deckel legen und fest verschließen.

5. Räuchern Sie die Kebabs 15 Minuten lang bei mittlerer Hitze. Nehmen Sie die Pfanne vom Herd und stellen Sie sie 5 Minuten beiseite, bevor Sie sie aufdecken. Sofort servieren.

24. Schwarzer Litschi-Tee geräucherter Hummer

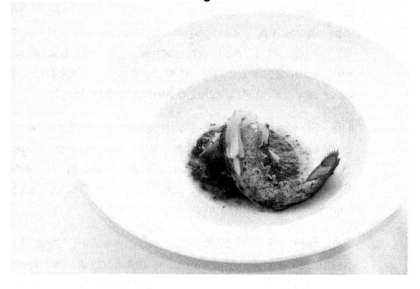

Ausbeute: 4 Portionen

Zutat

- 2 Maine-Hummer

- 2 Tassen weißer Reis

- 2 Tassen brauner Zucker

- 2 Tassen schwarzer Lychee-Tee

- 2 reife Mango

- $\frac{1}{2}$ Tasse Jicama-Schläger

- $\frac{1}{2}$ Tasse Minz-Chiffonade

- $\frac{1}{2}$ Tasse Basilikum-Chiffonade

- 1 Tasse Mungobohnenfäden, blanchiert

- Krabbenfischsauce

- 8 Blatt Reispapier

1. Eine tiefe Hotelpfanne vorheizen, bis sie sehr heiß ist. Reis, Zucker und Tee in eine tiefe Pfanne geben und den Hummer sofort in die flache, gelochte Pfanne darauf legen. Schnell mit Alufolie verschließen. Wenn der Raucher zu rauchen beginnt, räuchern Sie den Hummer 10 Minuten lang bei schwacher Hitze oder bis er gar ist. Kühlen Sie den Hummer ab und schneiden Sie dann die Schwänze in lange Streifen.

2. Kombinieren Sie Jicama, Minze, Basilikum, Bohnenfaden und werfen Sie mit Fischsauce.

3. Reispapier in warmem Wasser einweichen und etwas von der Mischung auf das weiche Papier geben. Geräucherte Hummerstreifen und Mangoscheiben einlegen. Rollen und 10 Minuten stehen lassen. Wickeln Sie die Rollen einzeln fest mit Plastikfolie ein, um sicherzustellen, dass die Feuchtigkeit drin bleibt.

25. Cannellini und geräucherter Felchen-Dip

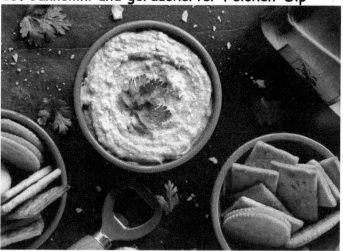

Ausbeute: 1 Portion

Zutat

- 2 Scheiben Weißbrot; Krusten entfernt

- ⅔ Tasse Milch (fettfrei) oder Milchersatz

- 1 Dose Cannellini-Bohnen; abgetropft und gespült

- 1 Pfund geräucherter Felchen

- 1 Teelöffel gehackter frischer Knoblauch

- 1 Teelöffel fein abgeriebene Zitronenschale

- 2 Esslöffel gehackte frische Kräuter

- Salz und frisch gemahlener Pfeffer

- Abgefüllte Peperonisauce

1. Brot einige Minuten in Milch einweichen.

2. Bohnen, Felchen, Knoblauch und Schale in eine Küchenmaschine geben. Pulsieren, um grob zu hacken. Eingeweichtes Brot und Milch dazugeben und glatt rühren. Kräuter unterrühren und mit Salz, Pfeffer und Tropfen Pfeffersauce abschmecken.

3. Abgedeckt und gekühlt bis zu 5 Tage lagern.

26. Käseravioli mit Räuchersauce

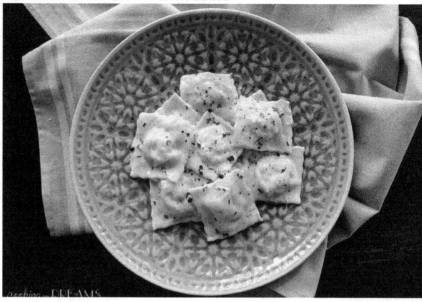

Ausbeute: 4 Portionen

Zutat

- 4 mittelgroße Tomaten; in zwei Hälften schneiden

- ¼ kleine Zwiebel

- 1 Tasse Merlot

- 2 Teelöffel Olivenöl

- 1 Teelöffel Flüssiges Raucharoma

- 1 Knoblauchzehe; gehackt

- Oregano; schmecken

- Basilikum; schmecken

- Salz und weißer Pfeffer; schmecken

- 1 Pfund frische oder gefrorene Käseravioli

- Geriebener Parmesankäse

1. Kombinieren Sie Tomaten und Zwiebeln mit genug Wasser, um den Topf zu bedecken. Zum Kochen bringen. 5 Minuten kochen; ablassen. Tomaten, Zwiebeln, Merlot, Olivenöl, Flüssigrauch, Knoblauch, Oregano und Basilikum im Mixbehälter mischen. 10 Sekunden bei niedriger Geschwindigkeit verarbeiten oder bis sie grob gehackt sind. In einen Topf geben.

2. 30 Minuten köcheln lassen, dabei gelegentlich umrühren. Mit Salz und weißem Pfeffer würzen.

3. Ravioli nach Packungsanweisung kochen; ablassen. Auf eine Servierplatte oder eine Nudelschüssel geben. Mit der Tomatenmischung belegen; mit Parmesankäse bestreuen.

27. Käsekuchen mit geräuchertem Lachs

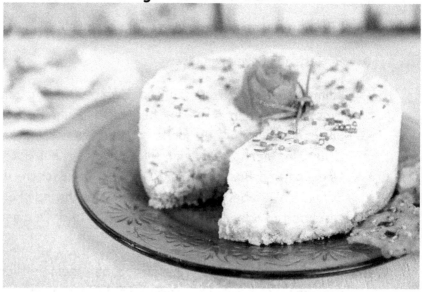

Ausbeute: 1 Portion

Zutat

- 12 Unzen Frischkäse, weich

- ½ Pfund geräucherter Lachs oder Lox

- 3 Eier

- ½ Schalotten, gehackt

- 2 Esslöffel Sahne

- 1½ Teelöffel Zitronensaft

- Prise Salz

- Prise weißer Pfeffer

- 2 Esslöffel Kristallzucker

- $\frac{1}{2}$ Tasse Naturjoghurt

- $\frac{1}{4}$ Tasse Sauerrahm

- 1 Esslöffel Zitronensaft

- $\frac{1}{4}$ Tasse gehackter Schnittlauch

- Gewürfelte rote und gelbe Paprika

1. In der Rührschüssel den Käse sehr weich schlagen. In der Küchenmaschine den Lachs zu einer Paste pürieren; Eier einzeln und die Schalotte hinzufügen.

2. Lachsmischung in eine Schüssel geben; Sahne, Zitronensaft, Salz, Pfeffer und Zucker einrühren; gut mischen. Unter den geschlagenen Frischkäse heben.

3. Gießen Sie in gebutterte 7- oder 8-Zoll-Springformpfanne. Legen Sie die gefüllte Pfanne in eine größere Backform; umgeben Sie kleinere Pfanne mit 1 Zoll heißem Wasser. 25 bis 30 Minuten backen.

4. Währenddessen Soße zubereiten.

28. Cheddar-Scones

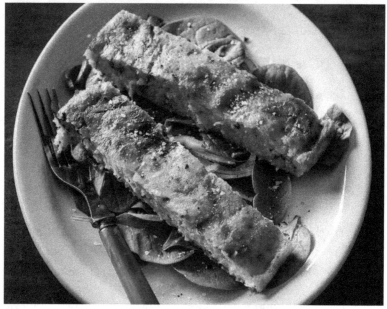

Ausbeute: 8 Portionen

Zutat

- 4 Tassen Keksmischung

- $1\frac{1}{4}$ Tasse Milch

- 2 Eier

- $\frac{1}{4}$ Tasse Butter; geschmolzen

- $2\frac{1}{2}$ Tasse fein geriebener Cheddar-Käse

- Geräucherter Truthahn; dünn geschnitten

1. Kombinieren Sie Keksmischung, Milch, Eier, Butter und Käse; gut mischen, bis die Zutaten angefeuchtet sind.

2. Esslöffelweise auf ein leicht gefettetes Backblech geben. Ofen auf 400 °F erhitzen; 12 bis 14 Minuten backen oder bis sie goldbraun sind. Aus dem Ofen nehmen und etwas abkühlen, bevor Sie es vom Backblech nehmen.

3. Zum Servieren die Scones halbieren und mit einer kleinen Putenscheibe füllen.

29. Hühnchen-Tee-Sandwiches

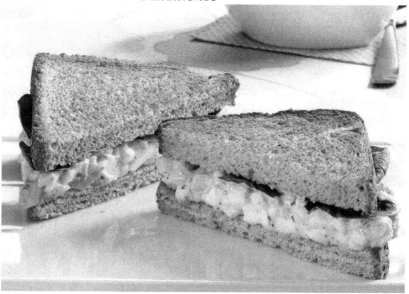

Ausbeute: 12 Portionen

Zutat

- 3 Tassen Hühnerbrühe; oder Wasser

- 2 ganze Hähnchenbrust ohne Knochen; mit Haut

- 1 Tasse Mayonnaise

- ⅓ Tasse gehackte Schalotten

- 1 Teelöffel Gehackter frischer Estragon

- 24 Scheiben Hausgemachtes Weißbrot; sehr dünn geschnitten

- ½ Tasse fein gehackte geräucherte Mandeln

1. In einer tiefen Pfanne Brühe oder Wasser zum Kochen bringen und Hähnchenbrust in einer Schicht hinzufügen. Reduzieren Sie die Hitze und pochieren Sie das Huhn bei bloßem Köcheln, indem Sie es einmal wenden, 7 Minuten.

2. In einer Schüssel Hühnchen, $\frac{1}{2}$ Liter Mayonnaise, Schalotten, Estragon sowie Salz und Pfeffer nach Geschmack verrühren.

3. Machen Sie 12 Sandwiches mit Hühnchensalat und Brot und drücken Sie sie vorsichtig zusammen.

4. Schneiden Sie mit einem 2"-Rundschneider 2 Runden aus jedem Sandwich.

5. Mandeln auf einen kleinen Teller geben und die Ränder der Runden mit der restlichen $\frac{1}{2}$ c Mayonnaise bestreichen, um sie gut zu beschichten. Ränder in Mandeln einrollen.

30. Schnittlauch Kartoffelpuffer

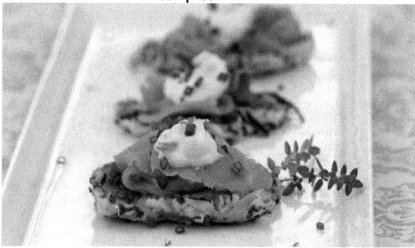

Ausbeute: 6 Portionen

Zutat

- 2 Pfund Russet Kartoffeln; geschält und gewürfelt

- 1 mittelgroße Zwiebel; in Stücke schneiden

- 2 Esslöffel Matzo-Mahlzeit; oder Allzweckmehl

- 2 Eier; getrennt

- 4 Esslöffel frischer Schnittlauch; gehackt

- 2 Teelöffel Salz

- $\frac{1}{2}$ Teelöffel weißer Pfeffer

- $\frac{2}{3}$ Tasse Maisöl; zum Braten

- 6 Unzen geräucherter Lachs; dünn geschnitten

- 3 Unzen goldener Kaviar

1. Kartoffeln und Zwiebeln in einer Küchenmaschine zerkleinern. Inhalt der Arbeitsschüssel in eine große Schüssel umfüllen.

2. Stellen Sie ein großes Sieb über eine mittelgroße Schüssel. Die Kartoffel-Zwiebel-Mischung in ein Sieb geben und fest drücken, um Flüssigkeiten zu extrahieren; Flüssigkeiten reservieren.

3. Geben Sie die Kartoffelmischung in eine große Schüssel zurück. Matzenmehl, Eigelb, 2 EL Schnittlauch, Salz und Pfeffer unterrühren. Fügen Sie dem Kartoffelteig Paste hinzu. Eiweiß steif schlagen, aber nicht trocken; in den Teig falten.

4. Hitze ⅓ Tasse Öl in jeder von 2 schweren großen Pfannen bei mittlerer Hitze. 1 gehäuften Esslöffel Kartoffelteig pro Pfannkuchen in heißes Öl geben; Jeden auf 3" Durchmesser verteilen. Pfannkuchen backen, bis der Boden braun ist

31. Mais- und geräucherter Putenpudding

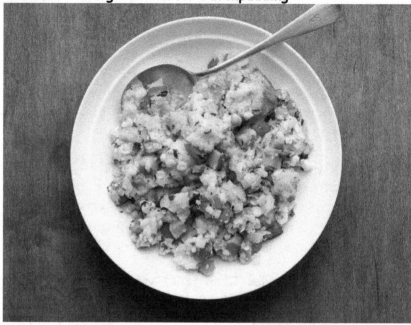

Ausbeute: 4 Portionen

Zutat

- 2 Esslöffel Butter

- ½ Tasse fein geschnittene Zwiebeln

- 1 Tasse fein geschnittene rote Paprika

- 1 Esslöffel Maisstärke in Hühnerbrühe aufgelöst

- 1 Tasse Helle Sahne

- 4 Eier, getrennt

- 1 Teelöffel Dijon-Senf

- 2 Tassen aufgetaute gefrorene Maiskörner

- 1 Tasse geriebener geräucherter Truthahn

- Salz und frisch gemahlener schwarzer Pfeffer

1. Butter in einer 9-Zoll-Pfanne erhitzen. Kochen Sie die Zwiebeln und Paprika, bis sie weich sind und die Zwiebeln ein wenig braun sind.

2. Nach dem Abkühlen in eine Rührschüssel geben und Maisstärke, Sahne, Eigelb und Senf hinzufügen. Zum Mischen gut verquirlen.

3. Mais und Truthahn unter die Eimasse heben. Mit Salz und Pfeffer würzen. Schlagen Sie das Eiweiß, bis es steif, aber nicht trocken ist, und heben Sie es unter die Eigelb-Mischung. In die gebutterte Auflaufform geben und 35 bis 40 Minuten backen oder bis sie braun und geschwollen sind.

4. Mit einer Beilage aus in Scheiben geschnittenen reifen Tomaten und Vinaigrette servieren.

32. Cranberry-Kekse

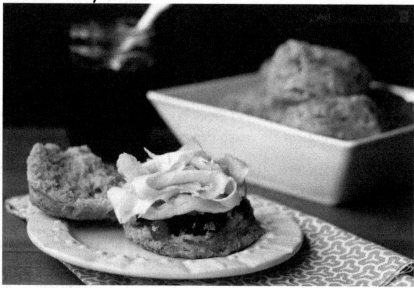

Ausbeute: 10 Portionen

Zutat

- 2 Tassen Brotmehl

- 1 Teelöffel Backpulver

- ¼ Teelöffel Salz

- 2 Esslöffel Gemüsefett

- 3 Esslöffel Zucker

- 1 Packung Trockenhefe

- ⅔ Tasse warme fettfreie Buttermilch

- 2 Esslöffel warmes Wasser

- $\frac{1}{2}$ Tasse getrocknete Cranberries

- Gemüsekochspray

- 1 Pfund dünn geschnittene gekochte Putenbrust

- Würziger Senf

1. Kombinieren Sie die ersten 3 Zutaten in der Küchenmaschine und pulsieren Sie 2 Mal oder bis sie vermischt sind. Fügen Sie Backfett hinzu und verarbeiten Sie es 10 Sekunden lang oder bis es vermischt ist.

2. Zucker und Hefe in warmer Buttermilch und Wasser in einer kleinen Schüssel auflösen; 5 Minuten stehen lassen. Fügen Sie bei eingeschaltetem Prozessor langsam die Hefemischung durch den Lebensmittelschacht hinzu.

3. Den Teig auf eine leicht bemehlte Fläche stürzen und Preiselbeeren unterkneten. Rollen Sie den Teig auf eine Dicke von $\frac{1}{2}$ Zoll; mit einem 2-Zoll-Keksausstecher in 20 Kekse schneiden.

4. Auf ein mit Kochspray beschichtetes Backblech legen. Bei 425 Grad 8 Minuten backen oder bis sie goldbraun sind.

33. Cremige Räucherlachs-Dill-Tarte

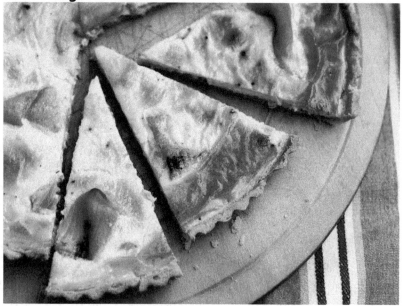

Ausbeute: 6 Portionen

Zutat

- 5 Blatt Phyllo - aufgetaut

- 3 Esslöffel ungesalzene Butter - geschmolzen

- 4 große Eigelb

- 1 Esslöffel Dijon-Senf - PLUS 1 Teelöffel

- 3 große Eier

- 1 Tasse halb und halb

- 1 Tasse Schlagsahne

- 6 Unzen geräucherter Lachs - gehackt

- 4 Frühlingszwiebeln - gehackt

- $\frac{1}{4}$ Tasse Dill

1. Großzügig Butter 9-$\frac{1}{2}$-Zoll-Durchmesser tiefe Tortenplatte. 1 Phyllo-Blatt auf die Arbeitsfläche legen. Phyllo-Blatt mit Butter bestreichen und längs halbieren.

2. Die gefaltete Oberfläche mit Butter bestreichen. Quer halbieren. 1 Phyllo-Rechteck mit der gebutterten Seite nach unten in die vorbereitete Tortenplatte legen. Die Oberseite des Phyllo in der Tortenplatte mit Butter bestreichen. Legen Sie das zweite Phyllo-Rechteck in die Tortenplatte, bedecken Sie den Boden und lassen Sie das Gebäck einen weiteren Abschnitt der Kante um $\frac{1}{2}$ Zoll überhängen; mit Butter bestreichen.

3. Backofen auf 350F vorheizen. Eigelb und Senf in einer mittelgroßen Schüssel verquirlen. Eier, halb und halb, Sahne, Lachs und Zwiebeln und gehackten Dill unterschlagen. Mit Salz und Pfeffer abschmecken. In die vorbereitete Kruste gießen.

4. Backen, bis die Mitte eingestellt ist, etwa 50 Minuten. Ins Regal übertragen. Cool.

5. Mit Dillzweigen garnieren und leicht warm oder bei Zimmertemperatur servieren

34. Gurkenrunden mit Räucherlachs

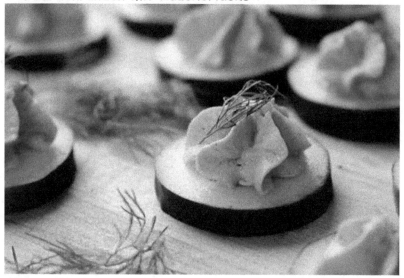

Ausbeute: 40 Vorspeisen

Zutat

- 8 Unzen Frischkäse, bei Raumtemperatur.

- 2 Unzen geräucherter Lachs

- Tropfen Zitronensaft (wenige Tropfen)

- 3 Esslöffel Sahne

- Weißer Pfeffer nach Geschmack

- 2 kernlose englische Gurken

- Brunnenkresseblatt garnieren (optional)

1. Die Mousse-Zutaten in die Schüssel der Küchenmaschine geben und mixen, bis die Mischung glatt ist. Mindestens 30 Minuten kalt stellen. Jede Gurke quer in etwa 20 Scheiben schneiden, jede etwas weniger als $\frac{1}{4}$" dick.

2. Gurken können auch geschält, mit Gabelzinken gerieben oder mit Keksausstechern in dekorative Formen geschnitten werden.

3. Stellen Sie Hor d'oeuvres nicht länger als eine Stunde vor dem Servieren zusammen, indem Sie die Mousse mit einem Holzlöffel aufweichen und in einen Spritzbeutel mit Blattspitze geben.

4. Auf jede Gurkenscheibe Mousse spritzen und mit einem kleinen Brunnenkresseblatt garnieren.

35. Relish aus schwarzen Bohnen und Mais

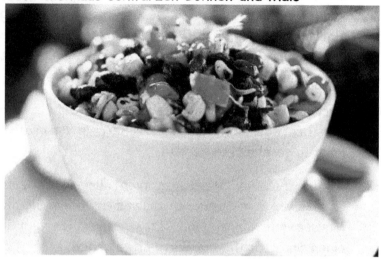

- 1¾ Tassen konservierte oder gekochte schwarze Bohnen

- 1¾ Tassen gefrorener Mais, aufgetaut

- 2 Esslöffel Pflanzenöl

- 2 Tassen gehackte rote Zwiebel (1 große Zwiebel)

- 1⅓ Tassen gehackte rote Paprika

- 1 Esslöffel koscheres Salz

- 1⅔ Tassen Apfelessig

- ¼ Tasse Zucker

- 1 Esslöffel zubereiteter Senf

- 1 Teelöffel gehackter frischer Oregano

1. Übertragen Sie die eingeweichten Bohnen in einen mittelgroßen Topf und fügen Sie so viel frisches Wasser hinzu, dass sie 5 cm bedeckt sind. Bringen Sie die Bohnen bei starker Hitze zum Kochen, reduzieren Sie dann die Hitze auf niedrige Stufe und lassen Sie sie 45 bis 75 Minuten köcheln, bis die Bohnen bissfest sind. Messen Sie $1\frac{3}{4}$ Tassen Bohnen ab.

2. Bohnen und Mais in einer großen Schüssel vermischen.

3. Das Öl in einer großen Pfanne bei mittlerer Hitze erhitzen. Fügen Sie die Zwiebel, Paprika und Salz hinzu und braten Sie sie unter häufigem Rühren an, bis das Gemüse weich wird und süß schmeckt, 8 bis 12 Minuten. Die Pfanne vom Herd nehmen und das Gemüse mit den Bohnen und dem Mais in die Schüssel geben. Rühren Sie um, um sich zu vermischen, und packen Sie das Gemüse dann fest in drei Pint-Einmachgläser.

4. Jetzt die Lake herstellen: Essig, Zucker, Senf und Oregano in einem kleinen Topf vermischen. Bei starker Hitze zum Kochen bringen und rühren, bis sich der Zucker aufgelöst hat. Schalten Sie die Hitze aus und gießen Sie die heiße Salzlake über das Gemüse.

36. Latkes mit Räucherlachs

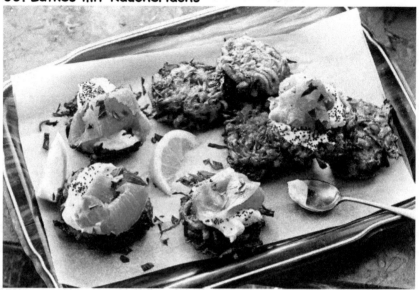

Ausbeute: 1 Portion

Zutat

- 2 Pfund Kartoffeln, geschält
- 1 Ei
- 2 Esslöffel Mehl
- ½ Teelöffel Salz
- Gemahlener Pfeffer nach Geschmack
- 2 Unzen geräucherter Lachs, gehackt
- 1 Tasse Frühlingszwiebel, gehackt

- 3 Esslöffel Pflanzenöl

- Latkes mit geräuchertem Lachs

1. Kartoffeln reiben und mit den Händen so viel Saft wie möglich auspressen.

2. Kartoffeln in eine große Rührschüssel geben, Mehl, Salz und Pfeffer hinzufügen; gut umrühren.

3. Fügen Sie geräucherten Lachs und Frühlingszwiebeln hinzu, rühren Sie um, um zu kombinieren 4.Pour 1 EL. Öl in eine große ofenfeste Auflaufform mit flachen Seiten geben; Öl über den Boden verteilen.

4. Große Esslöffel der Kartoffelmischung im Abstand von $\frac{1}{2}$ Zoll in eine gefettete Form geben und leicht flach drücken.

5. Im Ofen etwa 8 Minuten backen oder bis die Latkes goldbraun sind.

GERÄUCHERTE SUPPEN

37. Räuchertomatencremesuppe

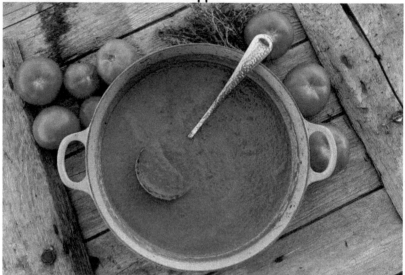

Ausbeute: 8 Portionen

Zutat

- 4 Pfund frische Beefsteak-Tomaten; geviertelt

- 3 Esslöffel Olivenöl

- 2 Tassen gehackte gelbe Zwiebeln

- 1 Tasse gehackter Sellerie

- 1 Tasse gehackte Karotten

- 1 Salz; schmecken

- 1 frisch gemahlener schwarzer Pfeffer; schmecken

- 1 Prise Cayennepfeffer

- 2 Esslöffel gehackter Knoblauch

- ½ Gallone Hühnerbrühe

- ¼ Tasse fein gehackte Petersilie

- ½ Tasse Sahne

1. In einer Rührschüssel die Tomaten mit 1 EL Olivenöl, Salz und Pfeffer vermischen. Die Tomaten auf den Rost des Räucherofens legen und in den Räucherofen geben. Die Tomaten 30 Minuten räuchern.

2. In einer Suppenpfanne das restliche Olivenöl erhitzen. Wenn das Öl heiß ist, Zwiebeln, Sellerie und Karotten anbraten. Das Gemüse mit Salz, Pfeffer und Cayennepfeffer würzen. Das Gemüse 4 bis 5 Minuten anbraten. Fügen Sie den Knoblauch, die geräucherten Tomaten und den Tomatensaft hinzu. 3 bis 4 Minuten kochen lassen, dabei oft umrühren. Die Hühnerbrühe hinzufügen und aufkochen.

3. Sahne einrühren und servieren.

38. Kohlcremesuppe

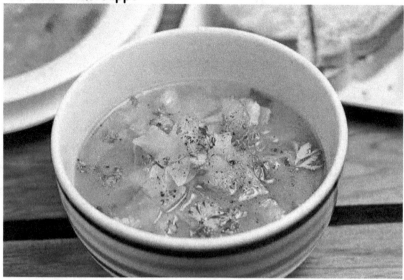

Ausbeute: 12 Portionen

Zutat

- 1 Kopf Wirsing oder Grünkohl

- 1 spanische Zwiebel

- 3 Unzen Räucherforelle oder Räucherlachs

- 1½ Liter Hühnerbrühe

- 1 Esslöffel frischer Thymian

- 3 Tassen Sahne

- Salz

- Pfeffer

1. Kohl in 1-Zoll-Würfel schneiden. Speck in feine Würfel schneiden.

2. Hacken Sie die Zwiebel. Den Fisch in Streifen schneiden. Hühnerbrühe erhitzen.

3. Bacon in einem großen, schweren Suppentopf etwa 4 Minuten fast knusprig kochen.

4. Fügen Sie Zwiebel hinzu und kochen Sie bei mittlerer Hitze, bis sie weich sind, etwa 5 Minuten. Fügen Sie Kohl und getrockneten Thymian hinzu, falls verwendet, und kochen Sie, bis der Kohl weich ist, etwa 5 Minuten.

5. Fügen Sie die heiße Hühnerbrühe hinzu und bringen Sie sie zum Kochen. Reduzieren Sie die Hitze auf ein Köcheln und kochen Sie etwa 20 Minuten. Fügen Sie die Sahne hinzu und bringen Sie die Suppe zum Kochen. Bei Verwendung frischen Thymian dazugeben und mit Salz und Pfeffer abschmecken.

39. Hühnerbrühe

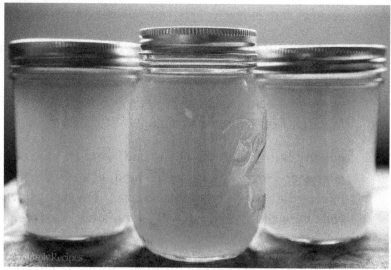

- 4 Pfund Hühnerknochen

- 2 Karotten, grob gehackt

- 2 Stangen Sellerie, grob gehackt

- 1 gelbe Zwiebel

1. Legen Sie die Hühnerknochen, Karotten, Sellerie und Zwiebel in einen großen Suppentopf und bedecken Sie sie mit 3 Zoll Wasser. Den Topf abdecken und bei starker Hitze zum Kochen bringen. Ein Schaum steigt an die Oberfläche des Topfes; mit einem Metalllöffel abschöpfen (und weiter abschöpfen, da sich mehr Schaum bildet) und wegwerfen.

2. Reduzieren Sie die Hitze auf niedrig, bis die Brühe nur gelegentlich kleine Blasen bildet.

3. Die Brühe zugedeckt mindestens 2 Stunden oder bis zu 12 Stunden kochen lassen, dabei gelegentlich umrühren.

4. Die Brühe durch ein Sieb oder ein feinmaschiges Sieb abseihen und auf die Feststoffe drücken, damit sie ihre gesamte goldene Flüssigkeit freisetzen. Entsorgen Sie die Feststoffe.

5. Ihr Lagerbestand ist nun einsatzbereit oder lagerbereit.

40. Bacalao und Oliveneintopf

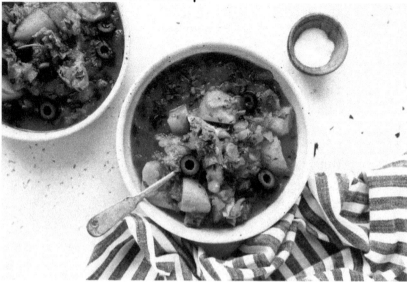

- 8 Unzen Bacalao

- $\frac{1}{2}$ Tasse natives Olivenöl extra

- 2 große frische Rosmarinzweige

- 10 Kalamata-Oliven

- 8 sonnengetrocknete Tomatenhälften

- 2 große Knoblauchzehen

- Frisch gemahlener schwarzer Pfeffer

- 1 knuspriges Baguette zum Servieren

1. Um den Bacalao zu rekonstituieren, weichen Sie ihn 24 Stunden lang in ausreichend kaltem Leitungswasser ein, um ihn vollständig zu bedecken, und wechseln Sie

das Wasser alle 8 Stunden. Den Fisch abtropfen lassen und trocken tupfen.

2. Heizen Sie Ihren Backofen auf 160 °C vor.

3. Gießen Sie das Olivenöl in eine quadratische 8-Zoll-Pfanne. Den Fisch mit der Hautseite nach unten hinzugeben. Legen Sie den Rosmarin darauf und das aus gutem Grund:

der Fisch. Die Oliven und die getrockneten Tomaten darüberstreuen. Braten Sie den Fisch etwa 40 Minuten lang oder bis die Zutaten anfangen, braun zu werden.

4. Während der Fisch kocht, den Knoblauch in dünne Scheiben schneiden. Unmittelbar nach dem Herausnehmen des Fischs aus dem Ofen, während das Öl noch sprudelt, den Knoblauch in das Öl streuen.

5. Lassen Sie das Gericht 10 Minuten ruhen und rühren Sie dann um, um alles mit dem Öl zu überziehen und die Aromen zu kombinieren. Mit schwarzem Pfeffer abschmecken. Mit dem würzigen Öl kleine Schalen des Eintopfs auslöffeln und mit dem Baguette servieren.

GERÄUCHERTER SALAT

41. Entenconfit und Apfelsalat

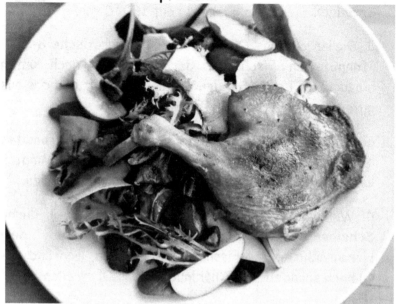

- ½ Teelöffel koscheres Salz

- 1 kleine Schalotte, so dünn wie möglich geschnitten

- 3 Esslöffel natives Olivenöl extra

- 3 Esslöffel Zitronensaft

- ½ Teelöffel frisch gemahlener schwarzer Pfeffer

- 2 Entenconfit-Beinviertel (Beine und Oberschenkel)

- 2 Köpfe Endivie

- 1 mittelgroßer säuerlicher Apfel

1. Salz und Schalotten in eine große Salatschüssel geben. Das Salz mit der Rückseite eines stabilen Löffels in die Schalotte zerdrücken. Rühren Sie etwa einen Teelöffel Olivenöl ein, fügen Sie dann nach und nach den Rest hinzu und rühren Sie, bis es vollständig eingearbeitet ist. Zitronensaft und Pfeffer einrühren. Stellen Sie das Dressing beiseite, während Sie den Rest des Salats zubereiten. 2. Entfernen Sie die Ente aus ihrem Fett und kratzen Sie fast das gesamte Fett von außen ab. Die Ente mit der Oberseite nach unten in einer großen Pfanne bei mittlerer Hitze 5 bis 7 Minuten braten. Dann die Ente in der Pfanne wenden und von allen Seiten braten, bis die gesamte Haut knusprig ist, insgesamt etwa 12 Minuten.

3. Während die Ente kocht, die Endivie in mundgerechte Stücke schneiden. Die Schale des Apfels belassen, aber das Kerngehäuse entfernen. Den Apfel in dünne Halbmonde schneiden. Endivie und Apfel in der Schüssel mit der Vinaigrette vermengen und den Salat auf Teller verteilen. Den Salat mit der erwärmten Ente belegen und servieren.

42. Salat mit geräuchertem Fisch

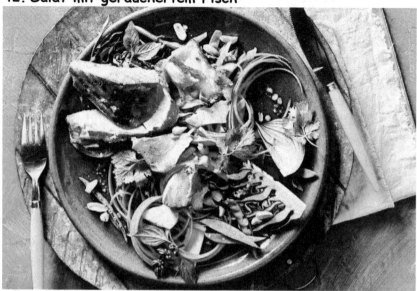

- 1 Tasse Sauerrahm

- $\frac{1}{4}$ Tasse fein gehackte rote Zwiebel

- $\frac{1}{4}$ Tasse fein gehackter Sellerie

- 1 Teelöffel fein gehackte Zitronenschale

- 12 Unzen geräucherter Fisch, in Flocken

- Koscheres Salz und frisch gemahlener Pfeffer

1. Sauerrahm, Senf, Zwiebel, Sellerie, Dill, 2 Teelöffel zubereiteten Senf und Zitronenschale in einer mittelgroßen Schüssel gründlich vermischen.

2. Den Fisch unterheben. Bestreichen Sie es vollständig mit der Sauerrahm-Mischung $\frac{1}{4}$ Tasse fein gehackter frischer Dill

3. Den Salat abschmecken und bei Bedarf salzen und pfeffern, dann genießen.

43. Maisbrot-Salat

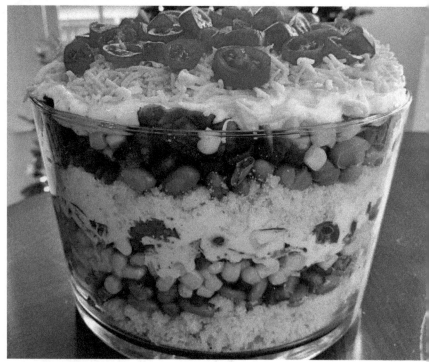

Ausbeute: 4 Portionen

Zutat

- 3 Tassen 1/2-Zoll gewürfeltes altes Maisbrot
- ½ Tasse gewürfelte rote Paprika
- ½ Tasse gewürfelte gelbe Paprika
- ¼ Tasse fein gewürfelte rote Zwiebel
- ¼ Tasse fein geschnittene Frühlingszwiebel
- 2 Knoblauchzehen
- ¼ Tasse Reisweinessig
- ⅓ Tasse Olivenöl

- 1 Teelöffel pürierter Chipotle-Pfeffer
- 1 Esslöffel Honig
- $\frac{1}{4}$ Tasse grob gehackter Koriander
- Salz und frisch gemahlen
- Pfeffer

1. Ofen auf 350 Grad F vorheizen. Maisbrot in einer gleichmäßigen Schicht auf einem Backblech verteilen und 20 Minuten backen, oder bis es knusprig ist. Das Maisbrot in eine große Schüssel geben und Paprika, Zwiebeln und Knoblauch hinzufügen.

2. Die Vinaigrette-Zutaten mischen, zur Maisbrot-Mischung geben und vermengen.

3. Vor dem Servieren 15 Minuten bei Raumtemperatur ruhen lassen.

44. Salat mit gegrillter Rote Bete und geräucherter Forelle

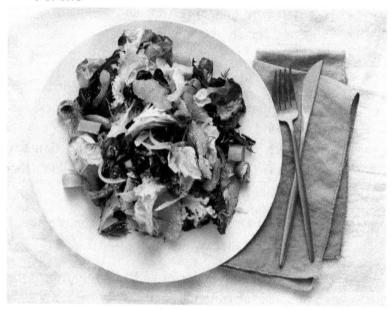

Ausbeute: 2 Portionen

Zutat

- 2 große Rote Bete
- 3 Tassen Reisessig
- 4 Tassen Wasser
- 2 Esslöffel Senfkörner
- 1 Esslöffel Anissamen
- $\frac{1}{4}$ Tasse Zucker
- 1 Esslöffel Kreuzkümmelsamen
- 4 Unzen Traubenkernöl
- 1 Bund frischer Schnittlauch
- Salz nach Geschmack
- 1 Unze Zitronensaft
- 12 Unzen Ganze geräucherte Regenbogenforelle

- 4 kleine Bündel Babyblattsalat
- Schale von 1 Zitrone

1. Die Rote Bete schälen und in $\frac{1}{4}$ Zoll dicke Ringe schneiden. In einem nicht reaktiven Topf Essig, Samen und Zucker vermischen. Aufkochen und auf die Hälfte reduzieren. Das Wasser hinzufügen und wieder zum Kochen bringen. Rote Bete zugeben und garen, bis sie fertig, aber noch fest ist.

2. Um den Zitronenessig herzustellen: Kombinieren Sie 2 Unzen der abgesiebten Kochflüssigkeit aus den Rüben mit dem Zitronensaft. Bei Bedarf die Knochen der Forelle entfernen. Knochen können leicht entfernt werden, indem das Rückgrat herausgenommen wird, und die Stiftknochen werden zum größten Teil mitgeliefert. Die Haut der Filets abziehen. Flocken Sie den Fisch vorsichtig in kleine Stücke von der Größe von Klumpenkrabbenfleisch.

3. Schnittlauchöl herstellen: Schnittlauch mit Traubenkernöl in einem Mixer mischen. Pürieren bis glatt; mit Salz.

45. Felsenhummer und geräucherte Forelle

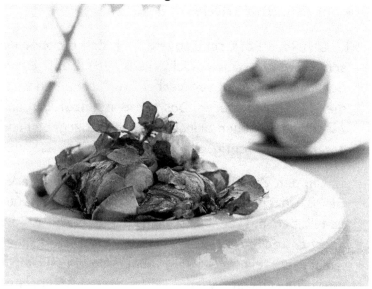

Ausbeute: 1 Portion

Zutat

- 1 gekochter Steinhummer
- 400 Gramm Geräucherte Meerforelle
- 1 kontinentale Gurke
- 1 grüne Zucchini
- 1 gelbe Zucchini
- 1 Karotte
- 100 Gramm Tatsoi-Blätter
- 2 Limetten; entsaftet
- 1 Esslöffel Palmzucker
- ½ Tasse Olivenöl
- Salz Pfeffer

1. Das Fleisch vom Schwanz des Felsenhummers entfernen, in feine Scheiben schneiden und beiseite stellen

2. Die geräucherte Meerforelle in dünne Streifen schneiden und ebenfalls beiseite legen Die Gurke der Länge nach halbieren, aushöhlen und entkernen. Auf einer Mandoline oder einem "V-Slicer"* aufschneiden, um fettuccineähnliche Streifen zu erhalten. Die Karotte schälen und wie die Gurke in Scheiben schneiden.

3. Halten Sie die Zucchini ganz und schneiden Sie sie ebenfalls der Länge nach in lange dünne Streifen.

4. Hummer, Meerforelle, Gemüse und Tatsoi-Blätter vermischen.

5. Für das Dressing den Limettensaft erhitzen und den Palmzucker auflösen. In eine Schüssel umfüllen und das Olivenöl einrühren, bis die Masse dickflüssig ist und das Öl mit dem Limettensaft emulgiert ist. Mit Salz und Pfeffer würzen und unter die Salatzutaten mischen.

6. Den Salat auf einer ansprechenden Platte anrichten und servieren.

46. Salat mit geräucherten Auberginen

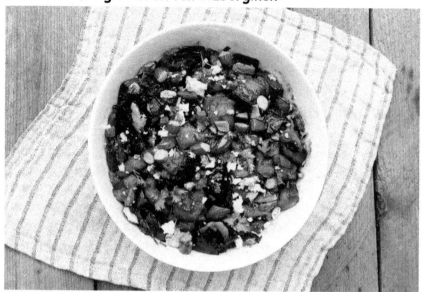

Ausbeute: 4 Portionen

Zutat

- 1 große Aubergine
- 2 Esslöffel frischer Zitronensaft
- 2 Jalapeño-Paprika
- 1 grüne Paprika
- 1 rote Zwiebel; geviertelt, mit
- Schaftende intakt
- 4 Knoblauchzehen; gehackt
- Salz; schmecken
- 2 Esslöffel Olivenöl
- $\frac{1}{4}$ Tasse gemahlene Walnüsse
- ⅓ Tasse Dick; (abgetropfter) Joghurt
- 3 Esslöffel Rotweinessig

1. Legen Sie die Aubergine direkt über einen Grill oder eine Gasflamme und braten Sie sie unter häufigem Wenden, bis die Haut verkohlt und die Aubergine weich ist. Auberginen auf ein Schneidebrett legen und kurz abkühlen lassen. Mit nassen Händen die gesamte schwarze Haut abziehen, dann die Aubergine vorsichtig öffnen und die Kerne entfernen. Auberginen in eine Schüssel geben, mit Wasser bedecken und den Zitronensaft einrühren. 30 Minuten stehen lassen.

2. In der Zwischenzeit die Paprika über dem Grill oder der Flamme rösten und wenden, damit die Haut gleichmäßig verkohlt ist. Gib die verkohlten Paprika in eine Plastiktüte, binde die Oberseite zu und lasse sie etwa 15 Minuten dämpfen, bis sie sich abgekühlt hat.

3. Die verkohlte Haut mit der Hand abziehen. Stiele, Samen und Adern abschneiden und fein hacken. Die Zwiebel über dem Grill oder der Flamme rösten, bis sie verkohlt ist. Abkühlen lassen, verkohlte Haut abziehen, Stielansatz abschneiden und fein hacken. Aubergine aus dem Wasser nehmen und trockendrücken. Aubergine, Paprika, Zwiebel, Knoblauch und Salz in einem Mörser zu einer Paste zerstoßen. Olivenöl, Walnüsse, Joghurt und Essig hinzufügen.

GERÄUCHERTE SNACKS

47. Räucherlachs-Log

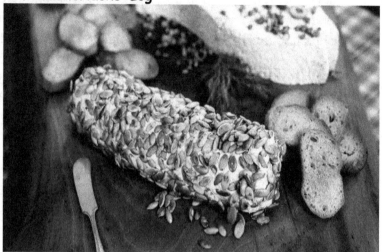

Ausbeute: 1 Portion

Zutat

- 16 Unzen Roter Lachs

- 8 Unzen Frischkäse

- 1 Esslöffel gehackte Zwiebel

- $\frac{1}{8}$ Teelöffel Flüssigrauch

- 2 Knoblauchzehen; gehackt

- $\frac{1}{2}$ Tasse gehobelte Mandeln

- 3 Esslöffel Petersilie

1. Lachs, Käse, Zwiebel, Flüssigrauch und Knoblauch in eine Schüssel geben. Zu einem Baumstamm formen.

2. Gehackte Mandeln und Petersilie mischen.

3. Die Log-in-Mischung einrollen, dann in Plastikfolie einwickeln und mindestens 1 Stunde kühl stellen.

48. Schwarten

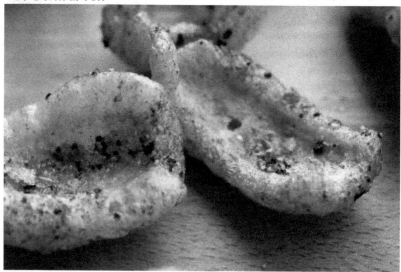

- 2 Pfund Schweinehaut

- Ungefähr $\frac{1}{4}$ Tasse koscheres Salz

- 5 Tassen Pflanzenöl

- 2 Esslöffel Zucker

- $\frac{1}{2}$ Teelöffel gemahlener Cayennepfeffer

1. Schneiden Sie mit einem scharfen Messer so viel Fett wie möglich von der Unterseite der Schweinehaut ab. Streuen Sie das Salz auf beiden Seiten der Haut und legen Sie die Haut mit der Fettseite nach unten auf das vorbereitete Backblech. 7 bis 8 Stunden kochen

2. Sobald die Haut zum Anfassen kühl genug ist, zerbrich die Haut mit den Händen oder einer Küchenschere in 2 Zoll große Stücke.

3. Erhitzen Sie das Öl in einem Wok mit einem angebrachten Süßigkeiten- oder Frittierthermometer bei mittlerer bis hoher Hitze, bis es 180 °F (182°C) erreicht, 5 bis 8 Minuten. Lege während der Wartezeit ein großes Backblech mit sauberen Papiertüten, Papiertüchern oder Zeitungspapier zum Abtropfen aus und halte eine lange Zange bereit.

4. Arbeiten Sie in Chargen von etwa fünf Schwarte auf einmal (sie werden viel größer als ihre aktuelle Größe), fügen Sie die Schwarte vorsichtig in das Öl und wirbeln Sie sie herum, bis sie sich dramatisch aufblähen, etwa 30 Sekunden. Aus dem Öl nehmen und in einer Schicht auf dem vorbereiteten Backblech abtropfen lassen.

5. Die Schweineschwarte abschmecken und bei Bedarf mit zusätzlichem Salz würzen. Wenn Sie mit Zucker und Cayennepfeffer würzen, legen Sie die Schweineschwarte in eine große Papiertüte. Fügen Sie Zucker und Cayennepfeffer hinzu und schütteln Sie den Beutel, um die Schalen gleichmäßig zu beschichten. Essen Sie diese köstlichen warmen Schweineschwarten sofort.

49. Lachskroketten

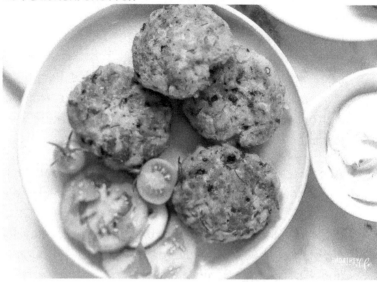

- 1 Pint Dosenlachs (Seite 118), abgetropft

- $\frac{1}{2}$ Tasse Semmelbrösel, Crackerbrösel

- $\frac{1}{3}$ Tasse fein gehackte frische Petersilie

- 1 Knoblauchzehe, fein gehackt

- $\frac{1}{8}$ Teelöffel frisch gemahlener schwarzer Pfeffer

- 1 Ei, leicht geschlagen

- $\frac{1}{4}$ Tasse Milch

- 2 Esslöffel Mayonnaise

- $\frac{1}{4}$ Tasse neutrales Speiseöl

1. Kombinieren Sie Lachs, Semmelbrösel, Petersilie, Knoblauch, Pfeffer, Ei, Milch und Mayonnaise in einer

mittelgroßen Schüssel. Mit einer Gabel mischen, bis alles vermischt, aber nicht vollständig püriert und pastös ist. Die Menge an Lachs

2. Das Öl in einer mittelgroßen Pfanne bei mittlerer Hitze 1 Minute lang erhitzen. Verwenden Sie einen $\frac{1}{2}$-Tassen-Messbecher, um eine knappe $\frac{1}{2}$ Tasse der Lachsmischung zu schöpfen. Mit den Händen einen bis 1 Zoll dicken Fladen formen und dann in die Pfanne geben. Kochen Sie drei Kroketten gleichzeitig, um die Pfanne nicht zu überfüllen, bis sie goldbraun sind, 5 bis 7 Minuten pro Seite. Verwenden Sie einen Spatel, um die Kroketten zum Abtropfen auf ein Gestell über Papiertüchern zu legen und vor dem Servieren mit einer Prise des Finishing-Salzes zu bestreuen.

50. In Honig eingelegte Pistazien

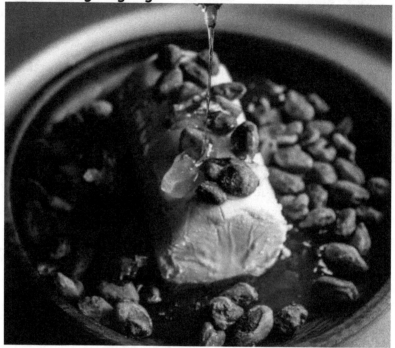

- 1 Tasse geröstete, gesalzene Pistazien, geschält

- $\frac{3}{4}$ Tasse heller Honig

- $\frac{1}{4}$ Tasse natives Olivenöl extra

- 1 gerundeter Teelöffel fein gehackte Zitronenschale

- $1\frac{1}{2}$ Teelöffel fein gehackter frischer Ingwer

- 1 Teelöffel koscheres Salz

- $\frac{1}{4}$ Teelöffel frisch gemahlener schwarzer Pfeffer

1. Eine mittelgroße Pfanne bei mittlerer bis hoher Hitze 1 Minute lang erhitzen. Die Pistazien in der Pfanne unter häufigem Rühren oder Schütteln rösten, bis sie leicht gebräunt sind, 3 bis 5 Minuten. Dies wird ihren Geschmack stärken. Die Nüsse aus der Pfanne nehmen und abkühlen lassen. Wenn du sehr frisch geröstete Nüsse verwendest, die bereits einen tollen Geschmack haben, kannst du diesen Schritt gerne überspringen.

2. Erhitze den Honig 10 bis 20 Sekunden in der Mikrowelle, damit er leichter fließen und mischen kann. Wenn du keine Mikrowelle hast, erwärme das Honigglas in einem Topf mit heißem Leitungswasser 30 bis 45 Sekunden lang, bis es sich leicht gießen lässt.

3. Kombinieren Sie Honig, Olivenöl, Zitronenschale, Ingwer, Salz und Pfeffer in einer mittelgroßen Schüssel mit einem Schüsselschaber, um jeden süßen und würzigen Tropfen des Honigs zu vermischen.

4. Sobald die Nüsse abgekühlt sind, fügen Sie sie der Honigmischung hinzu und rühren Sie um, um sie vollständig zu beschichten.

5. Gießen Sie die Mischung in ein Pint-Einmachglas, decken Sie es ab und kühlen Sie es.

FAZIT

Egal, ob Sie auf einem Pellet-Smoker, einem Offset-Smoker oder irgendetwas dazwischen kochen, es gibt eine Fülle von gutem Fleisch, Gemüse, Beilagen und mehr, die Sie auf Ihrem Smoker zubereiten können. Der Himmel ist die Grenze, wenn es um alles geht, was Sie auf Ihrem Grill zubereiten können, und diese Zusammenstellung fantastischer Räucherrezepte ist nur ein paar köstliche Dinge, die Sie ausprobieren können.

CPSIA information can be obtained
at www.ICGtesting.com
Printed in the USA
LVHW081141010821
694140LV00002B/11

9 781803 501543